·中国第一部临床急救手册·

肘后备急方

中医急救学开山之作·救死扶伤的传世宝典

【东晋】葛洪 著
杨宏亮 主编

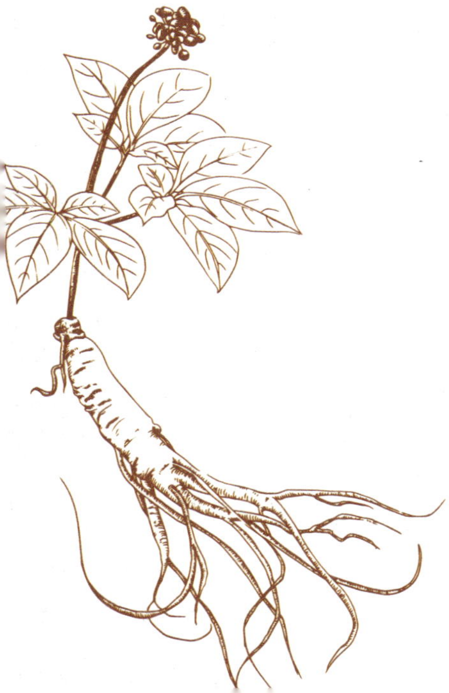

国文出版社
·北京·

图书在版编目（CIP）数据

肘后备急方 / （晋）葛洪著 ; 杨宏亮主编. -- 北京 : 国文出版社, 2025. -- ISBN 978-7-5125-2035-6

Ⅰ. R289.337.2

中国国家版本馆 CIP 数据核字第 20252RZ231 号

肘后备急方

主　　编	杨宏亮	
责任编辑	罗敬夫	
出版发行	国文出版社	
经　　销	全国新华书店	
印　　刷	天津泰宇印务有限公司	
开　　本	880 毫米 ×1230 毫米	32 开
	2 印张	41 千字
版　　次	2025 年 7 月第 1 版	
	2025 年 7 月第 1 次印刷	
书　　号	ISBN 978-7-5125-2035-6	
定　　价	12.80 元	

国文出版社

北京市朝阳区东土城路乙 9 号　　邮编：100013

总编室：（010）64270995　　传真：（010）64270995

销售热线：（010）64271187

传真：（010）64271187-800

E-mail：icpc@95777.sina.net

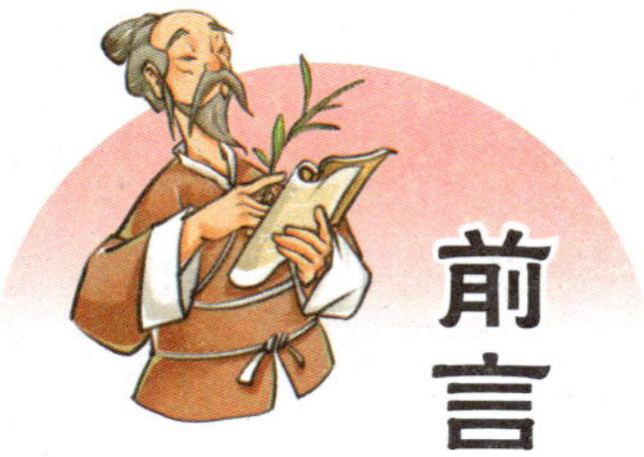

前言

《肘后备急方》是东晋著名医学家葛洪所撰的一部临症方书，也是我国古代第一部临床急救手册，具有较高的实用价值。所谓的“肘后”，就是说本书可以挂在肘上，是一本可以随时携带的“急症临床袖珍手册”，体现出其实用性。

葛洪是丹阳句容（今属江苏）人，出身豪族，但少年丧父以致家道中落。他自幼苦读，很快赢得博学者的名声。由于热衷道家思想，于是隐居学道。时值乱世，他被征辟为将兵都尉，因功被封为伏波将军，但很快又辞官隐居，潜心炼丹修道、著书立说。后东晋朝廷赐给他关内侯的爵位。他听说交趾出产丹砂，就自请到此“蛮荒之地”担任县令，途中被广州刺史所邀，在罗浮山隐居炼丹、著书讲学。

《肘后备急方》初名《肘后救卒方》，为葛洪早年作品，是他从自己所撰的百卷《玉函方》中摘录出可供急救医疗的单方、验方及灸法等汇编而成的。

《肘后备急方》的成功，离不开作者葛洪长期的研究与实践。他采取因病检方的编写体例，收录了涉及上百种疾病的上千条治法治方，以内治方为主，又包括针灸、敷、涂、熨等外治方，组方精简，用药具有价格低廉、容易获得等特点。但是由于时代局限性，书中不免有涉及封建迷信或不符合科学规律的成分，故而编者精选其中简便易行、使用价值较高的治法治方，辑成此书，供读者初步认识葛洪在医学上的学术思想与成就。

需留意的是，因年代久远，且各地中药材品种纷繁复杂，书中存在同一种药有不同名称、不同药物名称相同以及药名不统一的状况，使用时务必认真核对。本书旨在弘扬中医文化，若使用本书中的方药时，一定要结合实际情形，在专业医生的指导下科学运用。

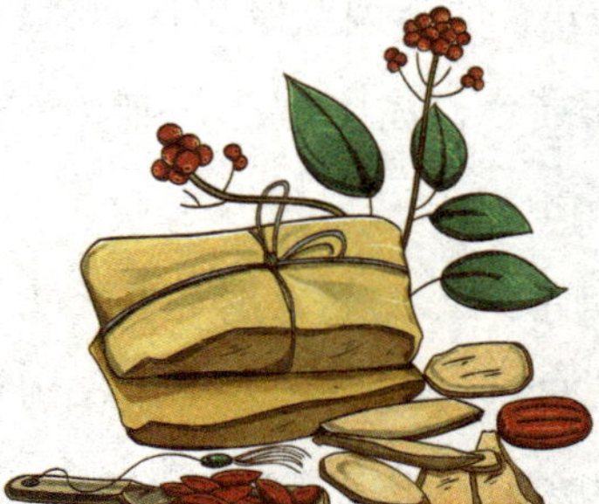

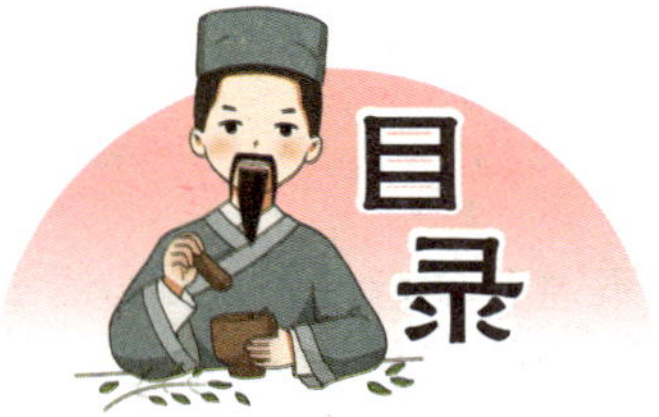

目录

卷一

卷二

卷三

卷四

卷五

卷六

卷七

卷八

卷一

在本卷中，葛洪列出了昏迷、休克、晕厥、腹痛、心痛等内科疾病的中医治疗方法，既有葛洪的原创方，也有他从古籍中摘录的扁鹊、张仲景等名医传承下来的方子，具有一定的参考价值。

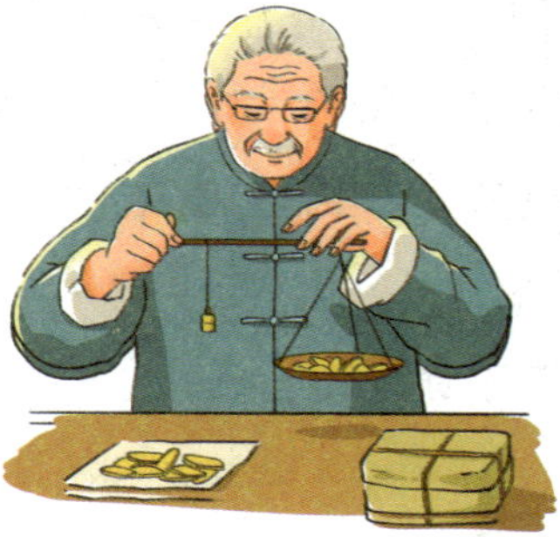

救卒中恶死方

突然昏死的情况有很多种：有的人本就患有疾病，有的则是在正常睡眠时突然昏厥不醒，都属于卒中恶死。

治疗方

把丝绵浸泡在上好的酒中，取出后放入患者的鼻中，用手按压使酒汁流入鼻中，并且握住患者手足，防止患者受到惊吓。

又方：取如大豆般大小的皂荚，碾成粉末，吹入患者的两个鼻孔中，患者打喷嚏后气息就会通畅。

又方：在患者唇下正中的承浆穴施灸，共计十壮，疗效上佳。

又方：掐按病人的人中，促使病人苏醒。若未苏醒，就让患者握拳，在其手纹头处施灸，依据患者年龄大小来确定施灸壮数。

又方：在脐中施灸一百壮。

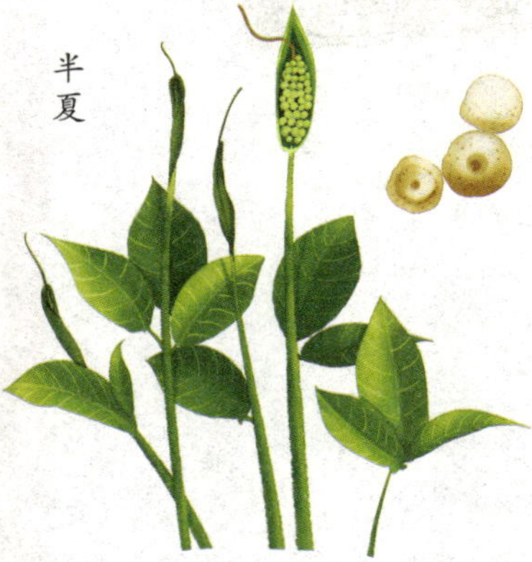

又方：取如大豆般大小的半夏末，吹入患者鼻中。

又方：取十四粒大豆，将其捣碎，用鸡蛋清和酒调和均匀后，让患者一次性吞服。

但凡出现突然昏死、中恶及尸厥等情况，皆是由于天地自然之气以及人身阴阳之气骤然逆乱壅塞，上下气机不通，阴阳偏盛偏衰所致。所以，即便患者已濒临死亡，依旧能够治愈，原因在于其真气尚未枯竭。

附方

扁鹊说：中恶之症与卒死、鬼击颇为相似。对于已陷入昏死状态的病人，可参考运用此药方进行救治：将新鲜的菖蒲根捣烂，绞出汁水，灌入病人口中，病人即刻就能痊愈。

若是尸厥病，患者会突然昏死过去，但脉搏仍在跳动，凑近患者耳边仿佛能听见轻微的说话声，其大腿内侧尚有温热之感，针对此症同样可用这个药方治疗。

张仲景诸要方：取约鸡蛋大小的一块猪油、一升苦酒，将二者混合后煮沸，灌入患者口中。

救卒死尸厥方

尸厥之症，即患者突然昏死过去，不过其脉搏仍在跳动。仔细聆听，能听到患者耳中有如呼啸般的声响，同时其大腿内侧尚有余温。若患者耳中存在呼啸声且脉搏跳动，就应当按照尸厥病来进行治疗。

治疗方

用管对着患者左耳吹气，用力连吹三次，再对右耳同样吹三次，如此患者便可苏醒。

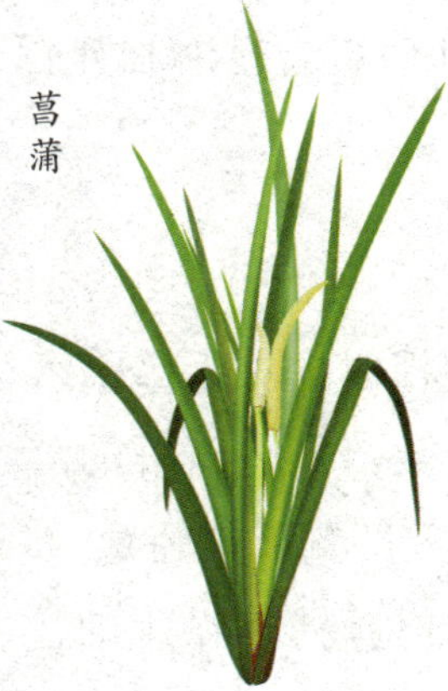

又方：把干菖蒲捣成粉末，取如枣核大小的量，放于患者舌下。

又方：用绳子环绕患者臂腕，男子取左腕，女子取右腕，接着将这根绳子从患者后背大椎处向下测量，在绳头所在的位置艾灸五十壮，患者即可苏醒。这乃是扁鹊的秘方。

又方：灸膻中穴二十八壮。

附方

张仲景说：尸厥病患者，脉搏跳动但气息全无，气息闭塞不畅，故而患者会悄无声息地昏死过去。可将菖蒲研成粉末，纳入患者两鼻孔中，然后向鼻孔内吹气。同时，让人把桂末放在患者舌下。此方法又被称作扁鹊法，曾治愈过楚王的病。

《外台秘要》尸厥方：用小管吹鼻孔，管中放如黄豆大小的梁上尘土吹入。

治卒心痛方

治突然心痛。

治疗方

取桃树枝的白皮煮成汁液，空腹服用效果更佳。

又方：取桂末或者干姜末，既可以将二者合用，也可以单独使用，用温酒送服一方寸匕，隔一会儿再服，总共服用六七次，病症即可痊愈。

又方：取半合生油，温热后服用，病可痊愈。

又方：将大豆蒸熟，或者煮熟，用袋子装起来，轮流熨敷疼痛的部位，袋子凉了就更换热的。

又方：切半升生姜或干姜，加入二升水，煮到只剩下一升，滤去药渣，一次性服下。

又方：选取优质的桂，削去外皮，捣碎后筛出细末，用温酒送服三方寸匕。若病症未愈，短时间内服用六七次。要是没有桂，将干姜研成末使用，效果同样不错。

又方：取苦参三两，加入一升半醋，煮至剩下八合，分两次服用。也可以用水煮后服用。

又方：取桂心、当归各一两，栀子十四枚，将其捣成散末，用酒送服一方寸匕，每日服用三五次。此方可治疗定时发作的心痛病。

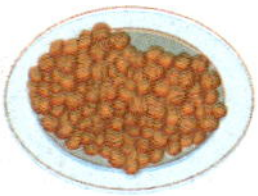

治突然患心腹痛如刀刺方：取苦参、龙胆各二两，升麻、栀子各三两，加入五升醋，煮至剩下二升药液，分两次服用。服药后会出现剧烈的呕吐现象，随后病症即可痊愈。

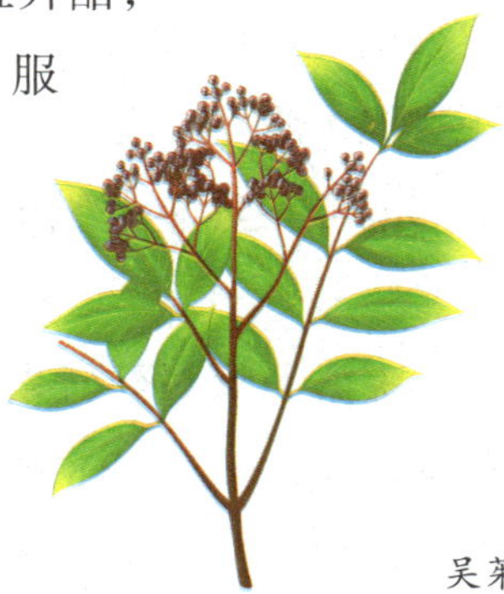

吴茱萸

治心疝病定时发作，疼痛剧烈难忍方：将真射罔、吴茱萸按等份混合，研磨成粉末，用蜂蜜调和制成如麻子般大小的药丸。每次服用二丸，每日服用三次，服药期间切勿食用热的食物。

治久患心痛，不能饮食，头中痛重方：取乌头六分、椒六分、干姜四分，一同捣碎成粉末，用蜂蜜调和制成药丸。用酒送服如大豆般大小的药丸四粒，可根据情况适当增加服用量。

治心下牵急烦痛方：取桂三两、生姜三两、枳实五枚，加入五升水，煮至剩下三升药液，分三次服用。也可以添加术二两、胶饴半斤一同煎煮。

治心肺伤动冷痛又方：取附子二两，干姜一两，用蜂蜜调和制成药丸，每次服用如梧桐子大小的药丸四粒，每日服用三次。

人在饥饿时便会引发心痛，此病症名为饥疝病。方为：取龙胆、附子、黄连各等份，将其捣碎后过筛成细末，每次服用一钱匕，每日需服药三次。

附方

《药性论》治疗心痛、中恶之病，疼痛甚至连及腰脐，可取如鸡蛋大小的食盐，用青布包裹后烧红，再放入酒中，一次性服下，服药后便会吐出体内的病邪之物。

《拾遗序》延胡索能止心痛，将其研磨成末后用酒送服即可。

《圣惠方》针对经常发作且无定时、常吐清水、饮食难下的心痛之症，采用二两雄黄与二升好醋，以慢火煎成膏状，再用干蒸饼调和成梧桐子大小的药丸，每次服用七丸，用姜汤送服。

《经验后方》治心痛，可将一两姜黄与三两桂心研磨成末，用醋汤送服一钱匕。

《简要济众》治疗九种心痛及胁腹气滞积聚之症方可以取二两筒子干漆，捣碎后炒至冒烟，研成细粉，用醋煮后，再以面糊调和成梧桐子大小的药丸，每次服用五丸至七丸，可用热酒送服，醋汤送服亦可，服用时间不定。

治卒腹痛方

治突然腹痛。

治疗方

将桂研磨成末，取三方寸匕服用。也可选用醋、人参、上好的干姜。

又方：取粳米二升，加入六升水，煮十四沸后服用。

又方：取一大把食盐，用大量的水送服，不久便会呕吐，症状即刻痊愈。

又方：把一升米粉与二升水调和均匀后喝下。

治寒疝腹痛，虽能进食，但感觉不到食物在体内运化之方：取椒二合、干姜四两，加入四升水，煮至剩下二升，滤去药渣，加入一斤饴糖，继续煎熬至药液剩下一半，分两次服用，可频繁饮用。

又方：取半夏一升、桂八两、生姜一升，加入六升水，煮至剩下二升，分三次服用。

治寒疝反复发作，每次发作腹中绞痛方：取吴茱萸三两、生姜四两、豉二合，加入四升酒，煮至剩下二升，分两次服用。

又方：取附子一枚、椒二百粒、干姜半两、半夏十枚、大枣三十枚、粳米一升，加入七升水，煮至粳米熟，滤去药渣，每次服用一升，将药液全部喝完。

又方：取肉桂一斤、吴茱萸半升，加入五升水，煮至剩下一升半，分两次服用。

又方：取牡蛎、甘草、桂各二两，加入五升水，煮至剩下一升半，分两次服用。

附方

《博济方》治冷热气不调、毫无食欲，或是腹中如刀绞般刺痛的症状，可取山栀子与川乌头等量，生捣成末，用酒制成糊丸，丸如梧桐子大小，每次服用十五丸，以生姜汤送服。倘若患有小肠气痛，可用炒茴香、葱汤或酒任选一种送服二十丸。

《经验方》治疗脏腑气发之症，常见症状为腹中时常冷痛、虚泻下利。

应急大效玉粉丹的配方如下：取生硫黄五两、青盐一两，研磨成细末，用蒸饼调和制成丸剂，丸如绿豆大小，每次服用五丸，在空腹时用热酒送服，服药后进食以压制药气。

《子母秘录》治疗小腹剧烈疼痛，可用苦参一两、醋一升半，煎至八合，分两次服用。

《圣惠方》治疗寒疝，症状为小腹与阴部相互牵引疼痛、自汗出，可取丹参一两，捣成散末，每次用热酒调服二钱匕，疗效甚佳。

治卒心腹烦满方

治疗心腹突然出现烦闷胀满，且胸胁疼痛难忍。

治疗方

用滚烫的热水来浸泡手脚，待水变凉后就更换热水，此乃秘方。

又方：切碎薏苡根，煮成浓稠的汁液，服用三升。

又方：把香菜捣烂取汁，服用一到二升。也可以将干姜水煮后饮用汤汁。

又方：取黄芩一两、杏仁二十枚、牡蛎一两，加入三升水，煮至剩余一升，一次性服下。

治四肢厥冷，心胸烦满，

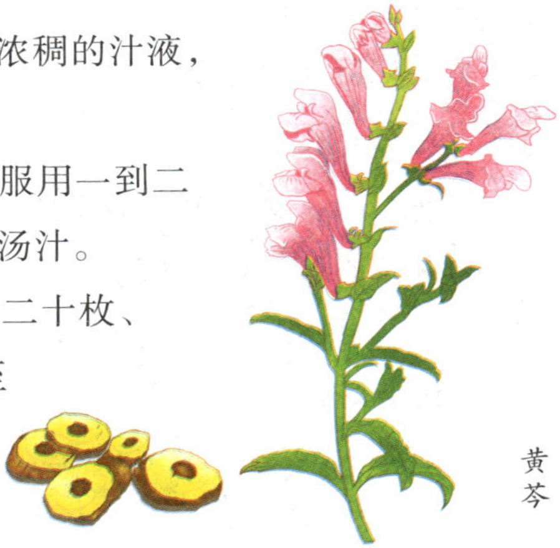

黄芩

经常想要呕吐方: 取远志的茎叶、桂心、细辛、干姜、椒各二两，炮附子二两，将这些药材捣成粉末，用蜂蜜调和制成如梧桐子大小的药丸，每次服用四丸。

附方

《千金方》治疗心腹胀满、气短之症，可取草豆蔻一两，去除外皮后研磨成末，用木瓜生姜汤送服半钱匕。

《斗门方》有治男子、女人久患气胀心闷、无法正常饮食之方，此症多因饮食不调、冷热相激，致使心腹胀满: 取厚朴，在火上炙干后蘸姜汁再炙，直至焦黑，接着将其捣成末并筛成细面状，用陈米汤调服二钱匕，每日服用三次，疗效颇佳。该方还可治疗反胃，止泻效果极为显著。

《经验方》针对食气导致的遍身黄肿、食欲不振、心胸满闷之状，给出如下药方: 选用未被虫蛀的皂角，去除皮和子，涂上好醋后炙至焦黑，研磨成末，取一钱匕；再取巴豆七枚，去除油和膜后研成末。将这两味药加入淡醋和磨好的墨，调和制成如麻子大小的丸剂。每次服用三丸，饭后用陈橘皮汤送服，每日三次。每隔一日增加一丸，以泄下为治疗标准。若长期服用，还能帮助消化酒食。

《圣惠方》治疗肺脏热邪壅盛、烦闷之法: 取新百合四两，加入半杯蜜，一同蒸至软烂，常含一块如枣大小的百合，咽下津液即可。

卷二

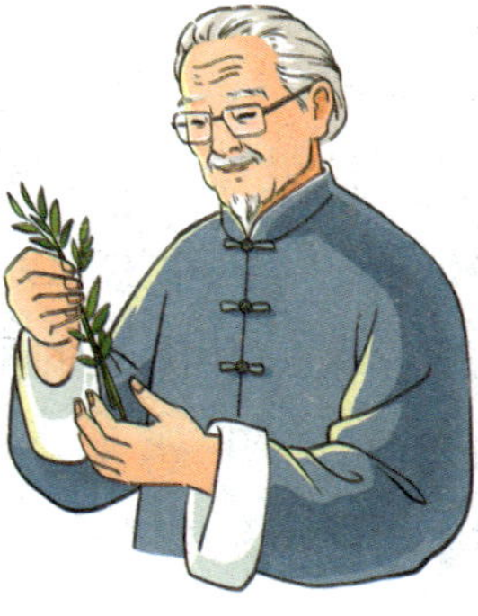

本卷中，介绍了治疗霍乱、伤寒等古代致命疾病的治方治法，在瘟疫横行的南北朝时期，其免疫思想非常超前。

治卒霍乱诸急方

人之所以患上霍乱病，大多是因为饮食没有节制，要么食用了生冷的杂物，要么纵情于酒肉，而后又感染了风邪和湿邪。比如迎着风蹚水、穿着单薄的衣服露天而坐，或者夜晚睡觉时没有盖好衣被，这些情况都可能引发霍乱。

治疗方

在刚刚患病的时候，要让患者保持温暖。可以把炭火放在患者的床下，如果温度过高，就减少炭火的量。同时，把被絮蒸热，像盖衣被一样将患者包裹起来，等被絮冷了就换成热的。

又方：取生姜或干姜一二升，切碎，加入六升水，煮三次沸腾后，让患者一次性服下。如果没有立刻痊愈，可以再煮新的药让患者服用。

又方：让患者喝三升优质的醋，若是年幼、年老或者身体虚弱的人，可以喝一两升。

又方：取蓼草或其叶子，切二升细丝，加入五升水，煮至沸腾三次后，一次性服下。煮干紫苏或者绞取新鲜紫苏的汁液来服用，疗效也很不错。

又方：取小蒜一升，将其切碎，加入三升水，煮至剩下一升，然后一次性服下。

转筋方：将十四枚栀子烧焦，研磨成粉末后服下。

又方：取等量的桂和半夏，研磨成粉末，用一升水冲服一方寸匕的药末，病即可痊愈。

治霍乱吐下后，心腹烦满方：用栀子十四枚，加三升水，煮至二升，再放入豆豉七合，继续煮至一升，然后一次性服下。若有呕吐症状，可加橘皮二两；若感觉烦闷，可加豆豉一升、甘草一两、蜜一升，再添水二升，分三次服下。

治霍乱烦躁，睡卧不安方：取葱白二十茎、大枣二十枚加三升水，煮至二升，一次性服下。

治霍乱吐泻后，口极渴，但多喝水会致命的药方：用黄米五升，加一斗水，煮至三升，澄清后，少量饮用，切勿再喝其他汤水。

四顺汤：可治疗吐泻干呕、手足厥冷之症。取干姜、甘草、人参、附子各二两，加六升水，煮至三升半，分三次服下。若泻下不止，可加龙骨一两；若腹痛剧烈，可加当归二两。胡洽方中用一枚附子、一两桂，可治疗霍乱病人不吐不痢，仅四肢沉重、肌肉发冷、汗出且口渴之症，能迅速治愈。

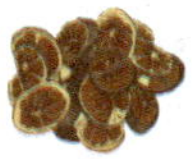

厚朴汤：治烦躁干呕腹胀。取厚朴四两（炙）、桂二两、炙枳实五枚、生姜三两，加六升水，煮至二升，分三次服下。

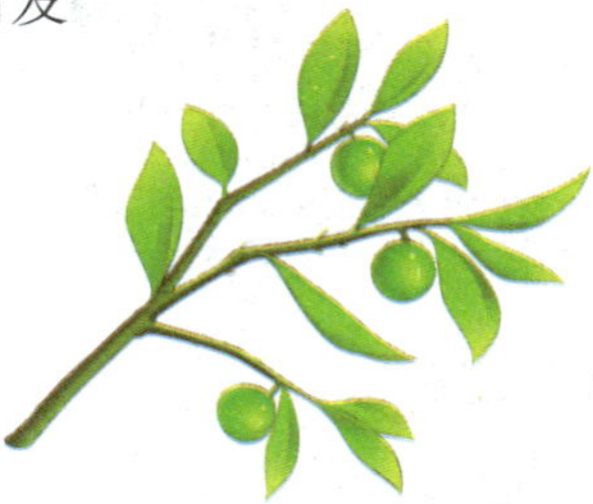

枳实

附方

孙真人治霍乱：用胡椒三四十粒，以米汤送服。

《梅师方》治疗霍乱心痛，下利无汗的方子：取一大把梨叶与梨枝，加二升水，煎至一升后服用。

《外台秘要》治霍乱腹痛吐利：取桃叶三升，切碎后加五升水煮取一升三合，然后分二次温服。

《孙用和》治霍乱大泻不止：取一枚重七钱的附子，炮制后去掉皮和脐，研磨成末，每次服用四钱，加入半钱盐，用两小杯水煎至一小杯，温服后泄泻立刻停止。

《集验方》治吐泻不止，若病情发展至四肢厥冷、微微抽搐、不省人事，服用此药后四肢会逐渐回暖，神志也会恢复清醒。

回阳散：将天南星研磨成末，每次服用三钱，加入三枚京枣，用一小杯水，煎至八分，温服。若神志仍未清醒，可再次服用此药。

治伤寒时气温病方

治疗伤寒、时气病以及温病等。

治疗方

准备乌梅十四枚、盐五合，用三升水来煮，煮至剩下一升，去掉药渣，一次性服下。

麻黄解肌汤，若患病仅一两日，便可立即服用：取麻黄、甘草、升麻、芍药、石膏各一两，杏仁三十枚，贝齿三枚研磨成末，加入三升水，煮至剩下一升药液，一次性服下。随后用衣物覆盖身体，促使发汗，待汗出后，病症即可痊愈。病愈后，可饮用豉粥来补益身体，巩固治疗效果。

又方： 取麻黄二两，黄芩、桂各一两，生姜三两，加入六升水，煮至剩下二升药液，分四次服下。

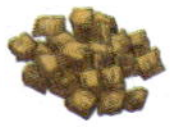

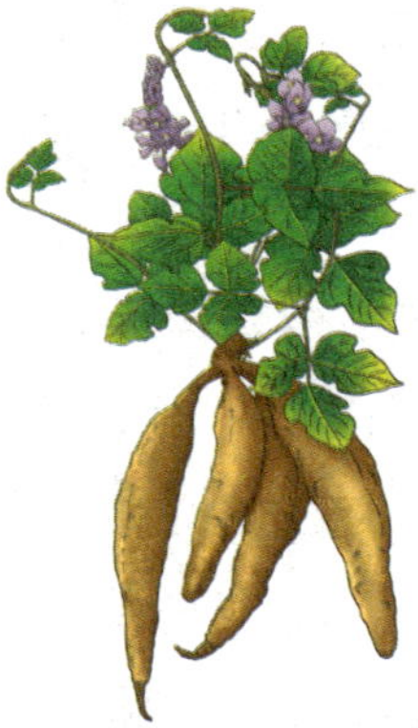

葛根

也可服葛根解肌汤： 取葛根四两，芍药二两，麻黄、大青、甘草、黄芩、石膏、桂各一两，大枣四枚，加入五升水，煮至剩下二升半药液，过滤去渣后，分三次服用，让身体微微出汗即可。

二日以上至七八日不缓解者，可服小柴胡汤： 取柴胡八两，人参、甘草、黄芩各三两，生姜八两，若没有生姜，可用干姜三两替代；半夏五两，需用热水洗净；大枣十二枚。将这些药材加入九升水中，煮至剩下二升半，分三次服用。服药后可适当覆盖衣物助其发汗，大约半日左右病情即可痊愈。若未痊愈，可再煎一剂服下。

如果有实热，发汗不缓解，又伴随疼痛烦躁，胡言乱语，可服大柴胡汤： 柴胡半斤，大黄二两，黄芩三两，芍药二两，枳实十枚，半夏五两，生姜五两，大枣十二枚，把这些药材放入一斗水中，煮至剩下四升，分四次服用，服药后会有轻微泄泻的情况。

伤寒病患者不可发汗过多。服用一剂药后，微微出汗即可，汗出后便停止服药。

主治各类时气痢疾：取黄连三两，黄柏、当归、龙骨各二两，加六升水，煮至剩二升，滤去药渣，加入七合蜜，再用火煎至一升半、分三次服用，疗效显著。

如果大便坚硬不出，想要让患者泻下：可用大黄四两、厚朴二两、枳实四枚，加四升水煮至一升二合，分两次服用，大便通畅后即停药。

若十余日未排便，可服承气丸：取大黄、杏仁各二两，枳实一两，芒硝一合，捣碎后用蜜调和成弹丸大小的药丸，用六七合热水送服一丸，若未通便则再服。

若小腹满，不得小便方：取滑石末三两、葶苈子一合，加二升水煮至七合后服用。

治胸胁痞满，心塞气急喘急方：取人参一两、白术一两、枳实二两、干姜一两，捣成药末，用蜜调和成丸，每次服一丸。若有咳嗽症状，加瓜蒌二两；若有呕吐症状，加牡蛎二两，一昼夜服五六丸。若未痊愈，可继续服用。

治伤寒呕吐不止方：取甘草三两、橘皮一升，加五升水煮至三升，分三次服用，每日三次，病可痊愈。

又方：取一把紫苏，加三升水煮至二升，少量多次饮用。

又方：取干姜六分、附子四分，研成药末，用醋调和成梧桐子大小的药丸，每次服三丸，每日三次。

附方

《梅师方》治疗伤寒，汗出后仍未痊愈，已过三四日，出现胸中懑闷、呕吐之症，可取豆豉一升、盐一合，加四升水，煎煮至剩一升半，分两次服用，服后当会呕吐，吐后病愈。

《圣惠方》伤寒患者若已呕吐，且需再次催吐，可用苦参研成末，以酒送服二钱匕，能引发呕吐则疾病可愈。

《孙用和方》治阳毒入胃，大便下血，疼痛不可忍，取大郁金五个、牛黄一皂荚子大小，别细研二味，混合成散剂。每用药时，用一小杯酸浆水煎煮三沸，温服。

《深师方》若患伤寒病，呕吐不止，可取半夏反复清洗后晒干，研成末，用生姜汤送服一钱匕。

治时气病起诸劳复方

治疗因重病初愈、操劳过度以及饮食过量而引发的重症。

治疗方

取一把干苏，加入五升水，煮至剩下二升，将煮好的药汁全部服下。若没有干苏，也可用生苏，再添加四两生姜、一升豆豉。

又方：取大黄、麻黄各二两，十四枚栀子仁，一升豆豉，加入五升水，煮至剩下三升，分两次服下。服药后会微微出汗并出现轻微下痢。

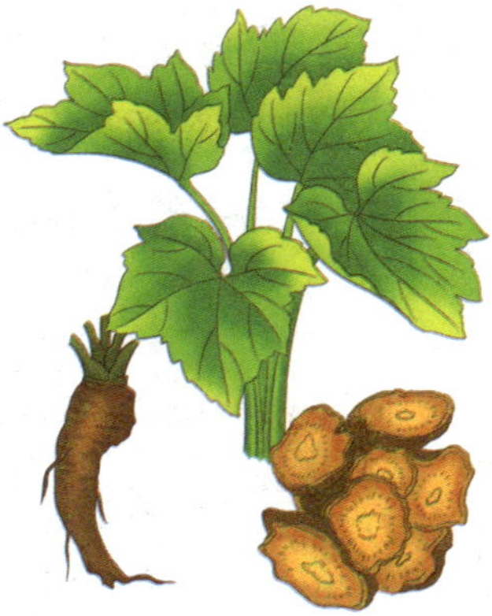

大黄

又方：将柑皮浓煮后服下，也可用芦根代替柑皮。

治交接劳复，阴卵肿，或缩入腹，腹中绞痛或便绝方：刮取二升青竹茹，加入三升水，煮五六沸后，滤去药渣，趁热服用竹茹汤。这个药方可通治各类劳复病。

又方：取一大把蓼子，将其揉烂后取汁，饮用一升。若是干蓼子，可煮成浓汁后服用。把葱头捣烂，用醋调和后服下，疗效同样不错。

大病愈后，多出虚汗及眼中流泪方：取等份的杜仲和牡蛎，在晚上睡觉前服用五钱匕，若汗泪停止则无需再服，若不止则再制作服用。

又方：取二两甘草、二两石膏，捣成粉末，用浆水送服一方寸匕，每日服用二次，病可痊愈。

病愈后劳累复发，虚烦不能睡卧，眼中酸疼，心中烦闷的治疗方：取七合豆豉、十四枚乌梅，加入四升水，先煮乌梅至剩下二升半，再放入豆豉煮至剩下一升半，分两次服下。若没有乌梅，也可用十四枚栀子代替。

又方：取四两黄连、二两芍药、一两黄芩、三根胶，加入六升水，煮至剩下三升，分三次服下。也可加入两枚乳子黄。

附方

《梅师方》治疗伤寒病痊愈后因性交而复发，出现异常困倦、眼不能睁开、不能说话等症状的方法：取三十枚栀子，加入三升水，煎至剩下一升后服下。

卷三

本卷主要介绍一些发病非常急切的疾病的治疗方法，例如疟疾（俗称『打摆子』）、癫痫、中风及突然咳嗽、喘息、胸闷气急等。此卷中用青蒿治疟疾的方子，启发屠呦呦提取青蒿素，造福了全人类。

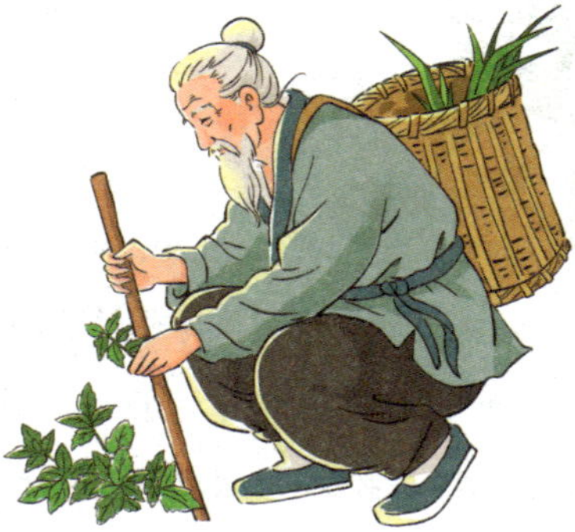

治寒热诸疟方

治疗各种疟疾。

治疗方

取青蒿一把，用二升水浸泡，绞取汁液，尽量一次服下。

又方： 选取独头蒜，放在白炭上烧焦，研磨成末，每次服用方寸匕。

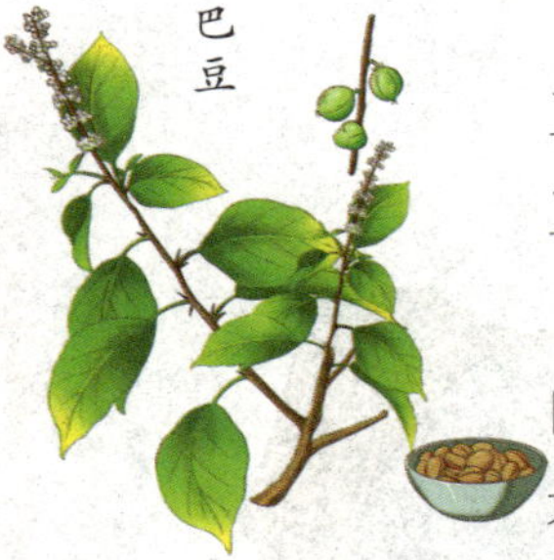

又方： 取皂荚三两（去皮并炙烤），巴豆二两（去心、皮），捣成粉末后制成如大豆般大小的药丸，每次服用一丸。

又方： 取巴豆一枚，去心、皮，再取与巴豆大小相当的射罔，以及一枚去皮的大枣，将它们一同捣成粉末，制成如同梧桐子大小的药丸，在病症发作前用水送服一丸。

又方： 取常山、知母、甘草、麻黄各等份，将其捣为细末，用蜂蜜调和制成如大豆般大小的药丸。每次服用三丸，需在病症每次发作过后再服药。

又方： 取常山三两、甘草半两，加入水和酒各半升，一同煎煮至药液剩半升，将其分为四次服完。在发作前服用一次，待发作时服用三次。

多年劳疟，久治不愈者： 取一大把正在生长的大牛膝，用六升水进行煎煮，直至药液剩二升。空腹时服用一次，病症即将发作时再服用一次。

治疗各种疟病，乌梅丸方： 甘草二两，经炒制的乌梅肉、人参、桂心、肉苁蓉、知母、牡丹各二两，常山、升麻、去皮尖且炒制后的桃仁、炒去膜后取皮的乌豆皮各三两。先将桃仁研成细粉，若要制成药丸，就把所有药材都捣细并过筛，用蜂蜜调和成丸，接着在苏屠臼内猛捣一万杵。在疟病发作当天的五更时分，用酒送服三十丸，早晨服用四十丸，临近发作时再服四十丸。在不发作的日子里，白天空腹服四十丸，晚上服三十丸，如此服用，疟病没有不能治愈的。

附方

《外台秘要》治长期不愈的疟疾： 取干姜与高良姜等量，研磨成末，每次服用一钱。以一中盏水入锅，将药末放入煎煮，待水剩至七分，即可服下。

治卒发癫狂病方

治疗急性癫痫病。

治疗方

在阴茎的尿道口处施以艾灸三壮，待小便能够通畅排出，病症即可痊愈。

又方： 取莨菪子三升，置入五升酒中浸泡，捞出后放在阳光下暴晒至干，接着再次放入酒内浸泡，直至酒被完全吸干。

之后将其捣成细末服用，每次服用一钱匕，每日服用三次。切记不可过量服用，若服用过多会使人更加癫狂。

又方：把防葵捣成细末，用温酒冲服，每次服用一至二三刀圭。当身体微微出汗且稍有麻木之感时，这便是即将痊愈的迹象。

附方

《千金方》治疗风癫百病：取麻仁四升、水六升，用猛火煎煮，直至麻仁煮得软烂开花，然后去除药渣，再将药液浓缩至七合，让患者在早晨空腹时服用。不管患者是处于发狂状态，还是未发狂，抑或是言语狂乱，都不足为奇。服药之后，只需用手摩挲患者的手心和脚心，患者就能安定下来。一般服用三剂药后，病症即可痊愈。

《外台秘要》治疗风痫引两胁牵痛，发作时则吐，耳叫如蝉鸣：取天门冬，去掉心和皮，晾晒至干，然后将其捣成细末并过筛，用酒冲服一方寸匕。

治中风诸急方

治疗突然中风，患者闷乱不已。

治疗方

艾灸双足大趾横纹中间的位置，所艾灸的壮数依据患者年龄来确定。

若患者仅是腹部剧痛：可取半斤食盐，加水熬化，先含一口在口中，再饮用热盐汤二升，引发呕吐后，病症即可痊愈。

倘若出现四肢冰冷、呕吐清液且发出痛苦呻吟的情况：可取桂枝一两，将其嚼碎后，用三升水进行煎煮，直至剩下二升，去除药渣，待药液温度适宜时，一次性服完。

如果骨节疼痛烦闷，不能屈伸，触碰就疼痛难忍：用附子二两、桂枝四两、白术三两、甘草二两，加入六升水进行煎煮，煮至三升，分三次服用，服药后出汗便可痊愈。

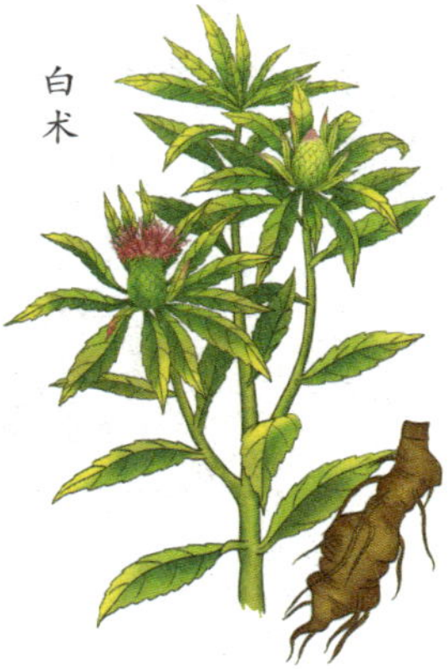

若突然中风，冒出像水一样的白汗：取等量的石膏和甘草，捣成细末，用酒冲服方寸匕。每隔日影偏移一丈的时间，就服用一次。

若中缓风，四肢活动不便：取豆豉三升，用九升水进行煎煮，煮至三升，分三次服用，每日服用两次。也可以用酒浸泡豆豉后再煎煮饮用。

附方

《梅师方》治疗瘫缓风之法，此症常表现为手足不能自如活动、口眼㖞斜、说话艰难、走路姿势不正。神验乌龙丹，准备川乌头（需去掉皮、脐）、五灵脂各五两，将这两味药一同捣成细末，接着加入龙脑、麝香，研磨到极为细腻、均匀的程度，之后滴入适量的水，制成弹子大小的药丸，每次服用一丸。服用时，先取生姜汁将药丸研化，再用温酒调服。

每日服用两次，分别在空腹时和晚饭前服用。一般来说，治疗一位患者只需三十丸药。当患者服下五到七丸时，就能感觉到手可以抬起来、脚能够挪动；服到十丸时，便能自行梳理头发了。

《千金翼方》治疗热风，出汗心闷：将云母研成末，用水调和后服下。服用两次，便能迅速痊愈。

《圣惠方》治疗头风疼痛，尤其是每逢天阴下雨便发作的情况：取桂心一两，捣成细末，用酒调匀成膏状，敷于头顶及额角。

治卒上气咳嗽方

治疗突然气逆上涌、喘息几近昏厥及咳嗽等。

治疗方

取鲜韭菜捣烂后绞取汁液，饮用一升上下，即可迅速痊愈。

又方：取三升桑根白皮切碎，三两生姜，半升吴茱萸，加入七升水、五升酒，一同煎煮至沸腾三次，滤去药渣，将药液全部服下。一升药液入口，气逆之症便可缓解。

针对气逆咳嗽之症，无论患病时长，服用此方可痊愈：等量的陈橘皮、桂心、杏仁（去皮、尖，炒过），一同捣成细粉，用蜂蜜调和制成药丸。饭后服用，需用热茶水送服二十丸，忌食用生葱。

治疗因疾跑后气喘乏力，随即饮用凉水而引发的气逆发热之症的方：用三斤竹叶，三两橘皮，以一斗水熬煮至三升，滤去药渣，分三次服用，每三日服用一剂，疗效甚佳。

治疗肺痿咳嗽，吐涎沫，心中温温，咽燥而不渴者：准备生姜五两、人参二两、甘草二两、大枣十二枚，加入三升水进行煎煮，煮至剩下一升半，将药液分成两次服用。

治疗突然患寒凉上气方：取干苏叶三两、陈橘皮四两，用四升酒煎煮至一升半，分为二次服用。

治疗突然患咳嗽方：取芫花一升，用三升水煎煮至一升，滤去药渣，再放入十四枚大枣，继续煎煮直至汁液耗尽。每日食用一次，分三次吃完。

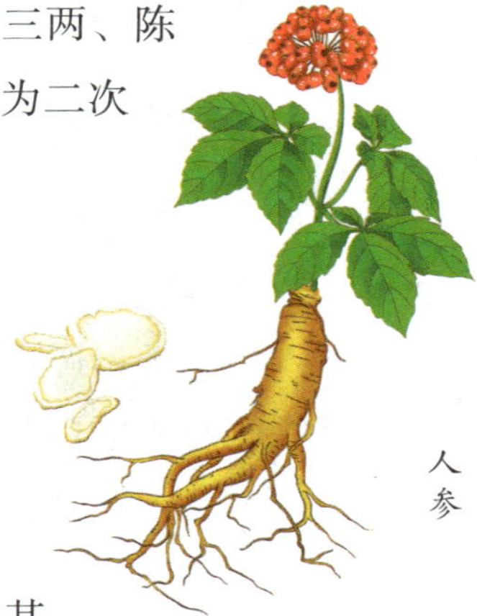
人参

又华佗五嗽丸：取炙皂荚、干姜、桂枝等量，共同研磨成细粉，用蜂蜜将其调和成如同梧桐子大小的药丸，每次服用三丸，每日服用三次。

附方

《箧中方》治疗咳嗽含膏方：取葶苈子一两，放在一层衬纸上，炒至颜色乌黑。再备知母、贝母各一两，将这三味药一同捣细后过筛。接着取半两枣肉，把一两半砂糖另外溶化，与前面三味药掺和均匀，制成弹丸大小的药丸。每次用新棉包裹一丸，含在口中，缓缓咽下药汁。病情严重者，服用不超过三丸。如今的医生也常常使用这个方子。

孟诜云：突然患咳嗽，取一个大梨，在上面扎五十个孔，每个孔里放入一粒花椒，外面用面团裹严，放在热火灰中煨熟，取出等其冷却后，去掉花椒吃梨。

又方：取梨捣烂后绞出一升汁，准备酥油一两、蜂蜜一两、地黄汁一升，用微火煎制，然后细细含咽。凡是治疗咳嗽的药物，都要等药冷却，咳嗽喘息平定之后再服用，热着服用反而有害。

《千金方》治疗小儿、大人咳逆上气：取三升杏仁，去掉皮、尖，炒至金黄，捣成膏状。再取一升蜂蜜，分成三份。先取一份加入杏仁中，适当捣杵；接着加入第二份，捣成膏状；最后加入第三份，捣至成熟。取药膏含在口中，咽下汁液。

《梅师方》治疗久患咳嗽，喉中作响，难以入睡：把白前捣成细末，用温酒调服二钱匕。

《兵部手集》治疗小儿、大人咳逆短气，胸中吸吸，咳出涕唾，嗽出臭脓，涕唾发黏：取一合淡竹沥，每日服用三五次，大人服用一升。

《圣惠方》治疗伤中，筋脉急紧，上气咳嗽：用二十枚大枣，去掉果核，加入四两酥油，用微火煎制，让酥油完全渗入枣肉中，经常含服一枚，慢慢咽下津液。

卷四

本卷主要针对饮食失调、湿热蕴结、长期劳累等状况导致的突发性脏腑疾病，提出了一些实用的急救药方，强调快速缓解胃肠急症，对恢复脏腑功能、改善患者体质具有积极的指导作用。

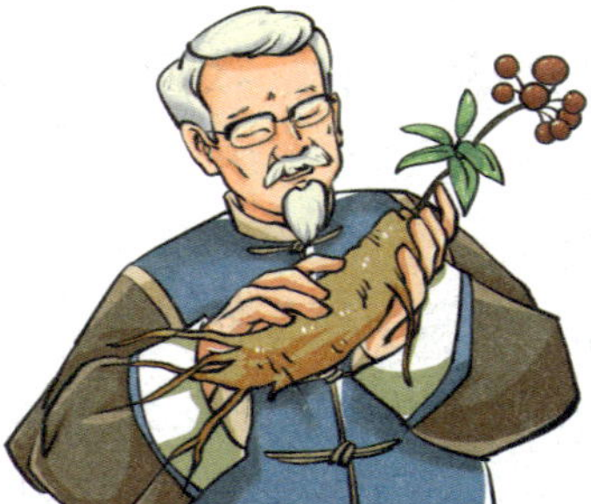

治卒大腹水病方

水肿病初发之时，先是眼皮开始浮肿，色泽如同老蚕一般。在头部两侧太阳穴附近，能看到脉搏跳动。大腿内侧感觉发冷，小腿则有胀满之感，用手按压，凹陷下去难以立即恢复。当患者翻转身体时，腹中会传出类似击节的声响，这些便是水肿病的症状表现。倘若不及时进行治疗，身体其他部位很快也会相继出现不同程度的肿胀，腹部会变得胀满，用手按压时，按压处会迅速回弹。这表明病症已然形成，不过仍有治愈的可能。

这些情况皆是由于身体虚损患有大病，或是患下痢之后、妇女产后等，饮水后未能及时代谢，致使三焦受损，小便排泄不畅，使得体内水分不断积聚，进而流注到各个经络所引发的。

治疗方

取防己、甘草、葶苈各二两，一同捣制，再用苦酒调和成丸，如梧桐子大小。每次服用三丸，每日服用三次。持续服用，直至水肿消退不见。

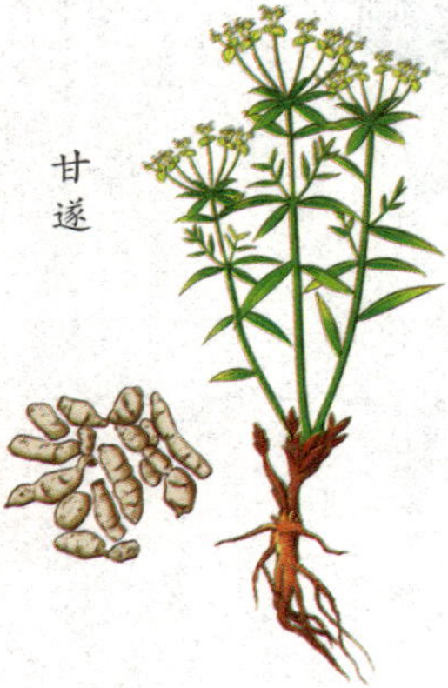

甘遂

又方：取雄黄六分，麝香三分，甘遂、芫花、人参各二分，捣碎后用蜜调和成丸，如豆粒大小。每次服用二丸，逐渐增加至四丸，便可痊愈。

又方：取春酒五升，将二升葶苈子浸泡其中，放置一夜。服用一合，小便就能通畅。

又方：取一大把白茅根、三升小豆，加入三升水，煎煮至水干，去掉茅根，食用小豆。水会随小便排出。

附方

《外台秘要》治水气：取白色商陆根，将其外皮去除，切成如小豆粒般大小，取一大盏。接着以三升水来煎煮，直至水剩一升，待商陆根熟烂后，加入一大盏谷米，煮成粥。此粥宜在饭前空腹服用，若一天服用两次，或许会使小便通下过多，故而每日服用一次，便可缓缓疏通腹内积水。服用期间，不可杂食其他食物。

治疗胃脘部有水肿：取白术三两、泽泻五两，将其锉碎后，加入三升水进行煎煮，待煎至一升半时，分两次服用。

治心腹寒冷食饮积聚结癖方

治腹内冷癖、水谷阴结之症，以及胃脘部停痰、两胁痞满等情况，按压时还会发出声响，严重时会影响进食。

治疗方

取茱萸八两、消石一升、生姜一斤，加入五升酒一起煎煮，直至药液剩下四升。先服用一升，若不再疼痛就停止服用，不可再继续。病情好转后，要悉心调养。

又方：取大黄八两、葶苈四两，共同煎煮，再加入芒硝四两，熬至汁液耗尽，然后用蜂蜜搅拌捣和成丸，药丸大小如同梧桐子。饭后服用三丸，可逐渐增加至五丸。

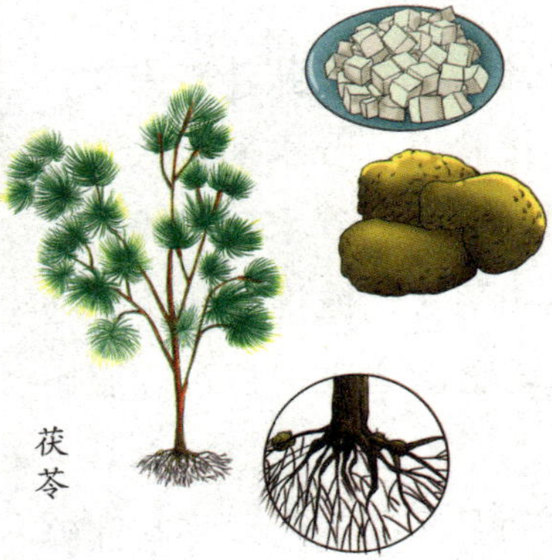
茯苓

又方：取茯苓一两、茱萸三两，将其研成细末，用蜂蜜调和制成药丸，药丸和梧桐子一样大。每次服用五丸，每日服用三次。

治突然宿食留饮不消，导致腹内疾患方：取大黄、茯苓、芒硝各三两，巴豆一分，把它们捣成细末，用蜂蜜调和制成药丸，药丸大小似梧桐子。每次服用二丸，疼痛消失就停药。

露宿丸，治大寒冷积聚方：取矾石、干姜、桂枝、桔梗、附子（炮）、皂荚各三两，研磨并过筛成粉末，用蜂蜜调和制成药丸，药丸大小似梧桐子。用酒送服，每次十丸，可逐渐增加至十五丸。

附方

《外台秘要》疗癖方：取大黄十两，放入臼中舂捣后过筛，用三升醋与之调和均匀，再加入两匙白蜜，煎煮后制成药丸，药丸大小如同梧桐子。每次服用三十丸，用生姜煎汤送服。以大便通利为标准，小儿服用量酌情减少。

《圣惠方》治伏梁气在胃脘结聚不散：取桃奴二两，研磨成末，空腹时用温酒调服二钱匕。

治虚损羸瘦不堪劳动方

男女若因长期劳累过度而身体虚损，或是罹患重病后难以恢复健康，便会出现四肢沉重、骨肉酸痛、呼吸不顺畅的状况，稍微进行些体力活动就气喘吁吁；还可能有小腹拘挛疼痛、腰背僵硬作痛、心中虚慌悸动、咽喉干渴、嘴唇燥裂、面目及身体气色不佳等症状；亦是饮食无味，性功能衰退，长久卧床不起。病程长的已有数年，短的才过百日，身体也逐渐消瘦，五脏精气衰竭，难以恢复到正常状态。

治疗方

取甘草二两、桂枝三两、芍药四两、生姜五两（若没有生姜，也可用干姜替代）、大枣十四枚，加入九升水进行煎煮，煮至三升后，去除药渣，再加入饴糖八两，将其分成三次服用，隔日再服一剂。后续可把各味药制作成丸剂或散剂。若加入黄芪二两、人参二两，效果更佳。如患痰满、溏泻，可去除饴糖。

又方：甘草一两、白术四两、麦门冬四两、牡蛎二两、大枣二十枚、胶三两，用八升水进行煎煮，煮至二升，每日分两次服用。

又方：黄芪、枸杞根、白皮（注：即地骨皮）、生姜各三两，甘草、麦门冬、桂枝各二两，生米三合，用九

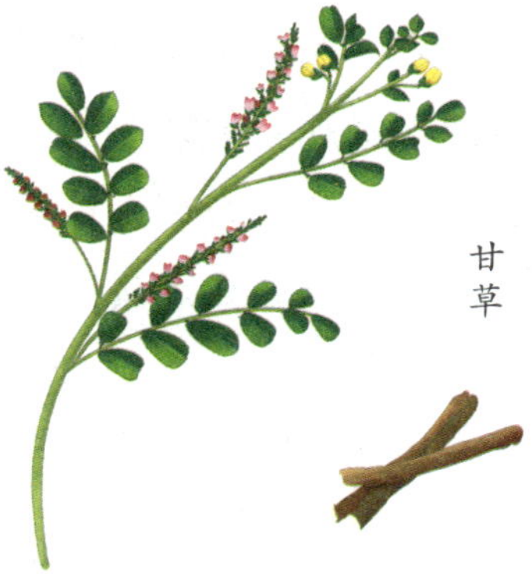

甘草

升水煎煮至三升，分成四次服用。

又有建中肾沥汤法各种丸药方：干地黄四两，茯苓、薯蓣、桂枝、牡丹、山茱萸各二两，附子、泽泻各一两，将这些药材捣成细末，用蜂蜜调和制成丸剂，如梧桐子大小，每次服用七丸，每日服用三次，之后可逐渐增加至十丸。本方为张仲景八味肾气丸方，治疗虚劳不足、大伤饮水、腰痛、小腹急、小便不利等症状。若长期服用，可去附子，加五味子，能治疗大风冷之症。

又方：苦参、黄连、菖蒲、车前子、忍冬、枸杞子各一升，将其捣成细末，用蜂蜜调和制成丸剂，如梧桐子大小，每次服用十丸，每日服用三次。

附方

《食疗》补虚劳，治肺劳，止渴，去热风：取用天门冬，将皮与心去掉，置于蜂蜜中煎煮，饭后服用即可。也可以把天门冬暴晒至干，用蜂蜜调和制成药丸服用，疗效同样不错。此外，它还能用来洗脸，效果十分显著。

《经验方》暖精气，益元阳：把白龙骨和远志等份研磨成末，用蜂蜜制成如梧桐子大小的药丸，在空腹睡觉前，用冷水送服三十丸。

《食医心镜》帮助男子壮阳，治疗腿膝发冷：取一斤淫羊藿，用一斗酒浸泡，三天后便可饮用，疗效甚佳。

治脾胃虚弱不能饮食方

治疗急性消化性疾病，其症状与伤寒病颇为相似，病人只想卧床休息，且患病七八日仍未痊愈的药方。

治疗方

按压病人脊背两侧的凹陷处，在正对凹陷处的两头各施灸七壮，病症即可痊愈。

治疗食用鱼鲙和生肉后，食物滞留在胸膈中难以消化，想吐却吐不出来的药方：取朴硝一枚（如鸡蛋大）、大黄一两，将这两种药物捣碎，用二升酒煎煮至一升，过滤去渣后，将药液全部服下，症状立刻消除。若没有朴硝，可用芒硝代替，同样有效。

腹中虚寒，不思饮食，食物停滞不消化，身体消瘦，四肢疲倦无力，由此导致的各种疾病相互交织：可取生地黄十斤，捣烂后绞榨取汁，用三斤好面一同搅拌，放在阳光下暴晒至干，再加入药汁，反复操作直至药汁完全被吸收。饭后服用半合，每日三次。之后可逐渐增加至每次服用三合。

又方：取面半斤、麦蘖五升、豆豉五合、杏仁二升，均炒至金黄且散发香气，捣细后过筛，制成如弹子大小的药丸，每次服用一枚，后续可逐渐增加服用量。

又方：取白术二斤，曲一斤炒至黄色，捣为细末，用蜂蜜调和制成如梧桐子大小的药丸。每次服用三十丸，每日三次。

当归

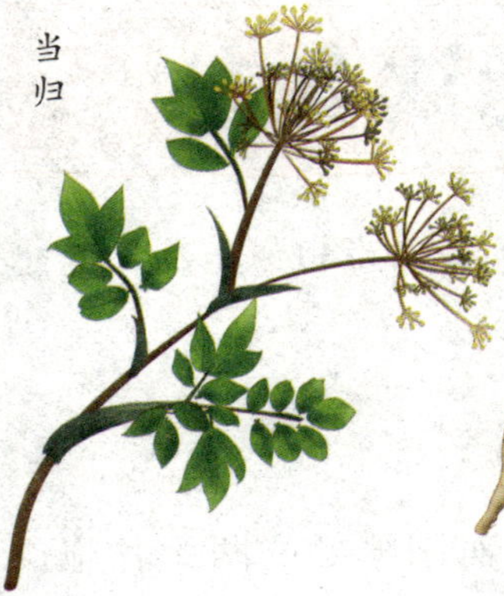

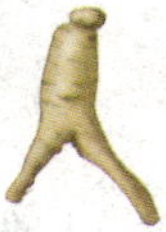

若腹中大寒，可加干姜三两；若患腹痛，加当归三两；若身体消瘦、疲倦无力，加甘草二两，并且需要长期调养。

治疗因饭后立即入睡导致食物积聚，使人四肢沉重、沉默寡言、只想卧床的药方：取大麦蘖一升、花椒一两，一起炒制，再加干姜三两。将这三味药共同捣成细末。每次服用一方寸匕，每日服用三四次。

附方

《食医心镜》治疗脾胃气寒，不能进食，虚弱无力的症状，可使用鹘突羹：取半斤鲫鱼，切成细丝做成脍，加入煮沸过的热豆豉汁，再添入胡椒、干姜、莳萝、橘皮等研磨成的粉末，于空腹时服用。

《食疗本草》治胃气虚弱，风热不能进食：取半鸡蛋壳量的生姜汁、少许生地黄汁、一匙头蜂蜜，与三合水混合，一次性服下，服后即可痊愈。

《经验方》治脾脏元气丧失，疼痛难忍：取一两吴茱萸、一两桃仁，一同炒制，直至茱萸焦黑，然后去除茱萸，将桃仁去皮、尖后研细，取三根葱白，煨熟后用酒浸泡。分两次温服。

卷五

本卷主要介绍痈疽、癣疥、阴肿等外科疾病的治疗方法，在古代外科手术尚不发达的情况下，提供了一些有效的手段，可一定程度上减轻患者的病痛。

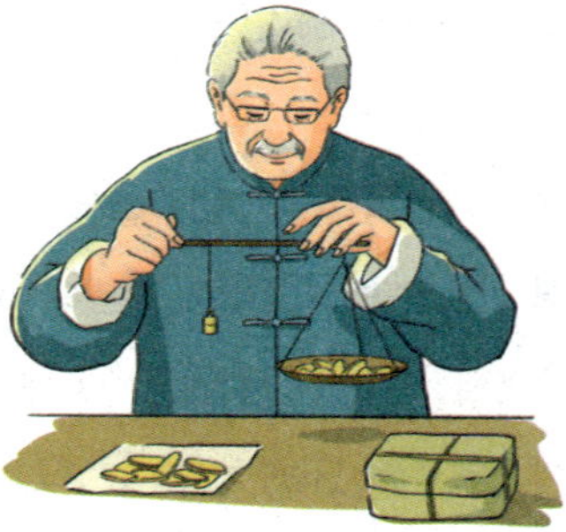

治痈疽妒乳诸毒肿方

治疗各类毒疮、肿痛等症的药方。

治疗方

徐玉疗乳中瘰病起痛方： 取大黄、黄连各三两，加入五升水进行煎煮，煮至剩下一升二合时，分三次服用。待乳汁通畅后，病症即会痊愈。

葛氏治突然毒肿急痛方： 选取大芜青根，削去外皮，烤至熟透后捣烂，用苦酒调和成泥状，煮三沸后快速搅拌。取出药膏敷在肿处，并用布帛包裹好，每日更换两三次。使用芜青子也能取得良好的效果。

如果恶核肿结不散： 将吴茱萸、小蒜按等份混合，一同捣烂后外敷于肿处。使用紫皮蒜也有效果。

若风肿多痒，按下后随手升起，或者隐疹的药方： 用苦酒研磨桂枝或独活，每日敷数次，有良效。

身体、面部某处突然像被吹起般肿胀的药方： 取巴豆三十枚，连皮捣碎，加入五升水进行煎煮，煮至三升时，过滤掉药渣。用棉布蘸取药汁擦拭肿处。要及时洗净手上的药汁，千万不可入口。

治痈肿痛如火烧且不可触摸的药方： 将大黄捣碎后过筛，用苦酒调和，敷贴在肿处，干燥后就更换。不过三次，疼痛就能减轻，脓液也会随之排出，效果神奇无比。

发背初起，如欲诊治，可服用此大黄汤： 大黄、甘草（炙）、黄芩各二两，升麻二两，栀子一百枚，将这五味药加九升水，煎煮至三升半。服药后，很快便会腹泻数次，病即可痊愈。若未腹泻，可继续服药。

木占斯散可治疗发背、妇女乳痈肠痈：木占斯、厚朴（炙）、甘草（炙）、细辛、瓜蒌、防风、干姜、人参、桔梗、败酱各一两，将这十味药共同捣成散剂，每次用酒送服方寸匕，白天服七次，夜晚服四次，多服疗效更佳。

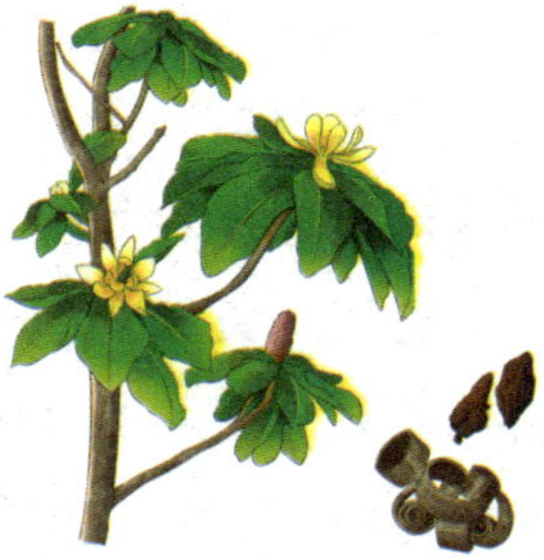
厚朴

治疗各种毒肿所致剧烈疼痛：先揉好面团，沿着肿头周围做成铜钱大小的形状，中间填满花椒，再用面饼盖住肿头，艾灸至内外都有热痛感，痛即可止住。

治手心、足心风毒肿：取等量的生花椒末和盐末，用醋调匀后外敷，很快就能痊愈。

葛氏治疗突发毒肿、急痛：用酒煎煮柳白皮至热，用来熨烫患处，疼痛便可消除。

附方

《千金方》治疗发背、痈肿已溃或未溃的方子：取三升香豆豉，加入少量水搅拌均匀后煮熟，接着捣成泥状。依据痈肿部位的面积大小，制作成厚度为三分的饼子。要是肿处有孔，不要把孔覆盖住。将豆豉饼铺平，用热艾在上面施灸，让患处慢慢受热，但千万不能让皮肉破损。要是有热痛的感觉，要及时更换，这样患肿的情况会逐步减轻。每天治疗两次。

要是疮孔中已经有脓液流出，就可以痊愈了。

《张文仲方》中治疗石痈坚硬如石，无法成脓的方法：把生商陆根捣碎，涂擦在患处，干后更换。直到患处变软为止。

《小品方》治疗疽疮初起：取赤小豆捣成粉末，用醋搅拌均匀后，外敷在患处，能够让疽疮消散。

《博济方》中治疗各种未溃痈疽疼痛，可从内部消散的方法：把生地黄放在臼中，杵捣成泥状，根据肿处面积大小，将药摊涂在布上，接着在上面均匀撒上一层木香末，再摊一层地黄，然后贴敷在肿处。不超过三五次就能痊愈。

《日华子》记载的消毒肿方子：用水调决明子末，涂在患处。

《杨文蔚方》中治疗痈肿未溃的方子：将瓜蒌根和赤小豆等份，一同捣成粉末，用醋调匀后，外涂在患处。

治瘑癣疥漆疮诸恶疮方

治疗方

《小品方》中记载的治疗瘑癣疥恶疮的方子：取水银、矾石、蛇床子、黄连各二两，将这四味药捣成细粉后过筛，再取腊月猪油七合，把水银加入其中，用力搅拌一万次，直至水银完全不见踪影，此时药膏便制作完成。将此药膏敷在疮肿之处，能取得良好的疗效。龚庆宣在这个方子的基础上，添加了蔄茹一两，用于治疗各种疮肿，效果神奇。

治人体生出的恶疮，症状如同火烧，还会自行溃烂：可取胡粉炒至黑色，再准备等量的黄檗、黄连，将它们捣碎后过筛，把这三味药调和均匀，撒在患处即可。

治急得恶疮：把苍耳、桃皮捣碎成屑，填入疮中，有不错的疗效。

治疗疮方，去除脸上粉刺特效方：准备黄连八分，糯米、赤小豆各五分，吴茱萸一分，胡粉、水银各六分。先将黄连等药捣碎过筛，接着在手掌中把水银研磨至极其细腻，再倒入药末调和均匀，最后用生麻油调配至合适的稀稠度。把疮面清洗干净并擦干后，敷上此药。此方能让疮疾迅速痊愈。

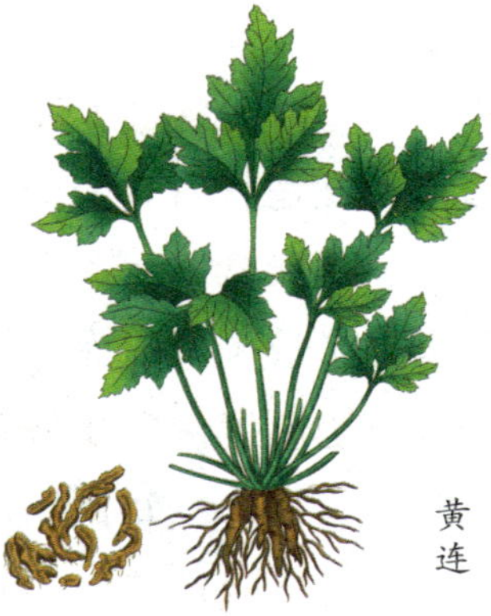
黄连

附方

《千金方》治遍身风痒、生疮疥：可取蒺藜子苗煮成汤剂，用以清洗患处，不久即可痊愈。

《斗门方》治疥癣：把藜芦捣成细末，用生油调匀后，敷于患处。

《王氏博济方》治疥癣满、满身作疮，难以治愈的方子：取等量的何首乌和艾，用水煎成浓汁，倒入盆中清洗患处。此方可有效缓解疼痛，还能促进肌肉生长。

《千金方》治漆疮：用热水浸泡芒硝，取浓汁涂抹于患处，待干后更换。

《集验方》治漆疮：取一斤干荷叶，加入一斗水，煎煮至五升，用来清洗疮处，每日两次，可治愈。

《千金方》主治大人小儿风瘙瘾疹、心腹迷闷的药方：将二两巴豆捣碎，加入七升水，煎煮至三升，用棉布蘸取药液擦拭患处。

《外台秘要》涂风疹：取枳实，用醋浸湿，再用火烤热，待温度适宜时，熨烫患处，风疹即可消退。

《梅师方》治各种疹病：用水将枳壳煎煮成汤，涂抹于患处，待干后再涂。

初虞世治疗皮肤风热、遍身生瘾疹的方子：取等量的牛蒡子、浮萍，每次用薄荷汤调服二钱，每日两次。

《经验后方》中记载的绿云散，可治疗类似麻风病的肺毒疮：选取优质桑叶，洗净蒸熟，放置一夜后晒干，捣成细末，用水调服二钱匕。

《简要济众方》敷疮药：将四两黄药子研成细末，用冷水调匀后敷在疮上，干后再敷。

治卒阴肿痛颓卵方

治疗方

葛氏治疗男子阴部突发肿痛的药方：在大脚趾第二节下方横纹理的正中央位置，施以艾灸五壮，疗效甚佳。姚氏称：在大脚趾根部艾灸三壮亦可。

又方：取桃仁炒熟后，捣为细末，每次用酒送服如弹丸大小的量。姚氏表示，服用不超过三次即可痊愈。

又方：取芜青根或马鞭草，捣烂后敷于患处，能收获良好疗效。

若睾丸突然缩入腹内，疼痛难耐，此病症名为“阴疝”。其治疗药方如下：取狼毒四两、防风二两、附子三两（烧制），用蜂蜜制成如梧桐子大小的药丸，每日夜间服用三次。

葛氏治疗阴囊下部湿痒，皮肤脱落：取乌梅十四枚、铜钱四十文、食盐三指撮，加入一升苦酒，一同放置在铜器中浸泡九日，每日用来清洗患处。也可煎煮槐树皮、黄檗汁或者香叶汁，用来外洗患处，均有不错的疗效。

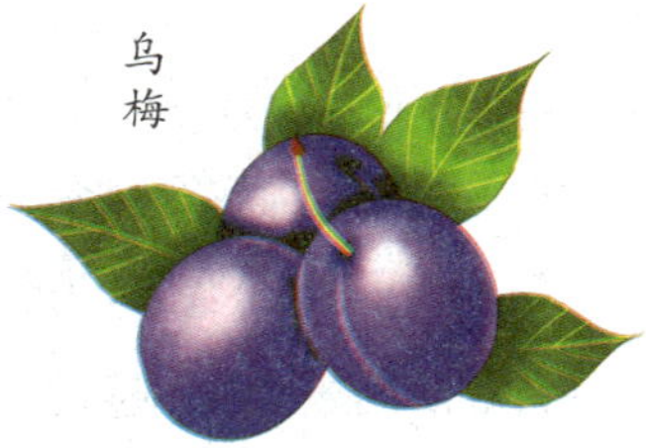
乌梅

阴疮有两种类型：一种疮口凹陷，会流出脓液，这种称为阴蚀疮；另一种仅仅是生疮，叫作热疮。倘若只是热疮，那就取一两黄檗、一两黄芩，细细切碎后，加水煎煮成汤，用来清洗患处。另外再把黄连、黄檗捣成细末，敷在患处。

治女子阴疮：把硫黄研磨成粉末，敷在疮上。还可以将杏仁烧焦，捣成粉末，涂抹在疮上。还有一个药方：取二分雄黄末、二分矾石、半分麝香，一起捣成细末，敷在疮上。

治隐睾：把桃仁炒熟后，捣成粉末，敷在患处。这个方法也能治疗妇女阴肿，药干了之后就更换。

《小品方》中的牡丹散可治疗睾丸偏隐，肿大胀气：取等量的牡丹、防风、桂心、豆豉（炒）、铁精，一同捣成细末，每次服用方寸匕，小儿服用一刀圭，二十天即可痊愈，效果极佳。若是婴儿，就用乳汁将药末调和成大豆大小喂服。

附方

《梅师方》治疗突发的睾丸单侧肿大疼痛之症：将大黄研磨成末，用醋调和均匀后，涂抹在患处，待药干后就更换。

又方：把桂心研成末，用水调匀，取一方寸匕的药量涂抹于患处。

又方：针对突发的睾丸单侧疼痛，可以把带皮的皂荚研成末，用水调匀后敷在患处，疗效颇佳。

《经验方》治疗男子本脏伤气，膀胱牵连小肠疝气等病症：取金铃子一百个，用温水浸泡后，去掉外皮；巴豆二百个，捶打到略微破裂；麦麸二升。将三者一同放入铜锅内炒制，以金铃子炒至红熟为标准，放凉后取出，去掉核并研成末，每次服用三钱。随时可用热酒、醋或者开水调服。剩余的麦麸和巴豆则弃之不用。

治阴下湿痒：取吴茱萸一升，加水三升，煎煮三沸后，去掉药渣，用此药水清洗瘙痒处，即可痊愈。

卷六

本卷聚焦于耳聋、耳入杂物、发秃等五官科疾病，提出了一些简便的急救方案，对改善患者的感官功能与生活质量能起到一定的作用。

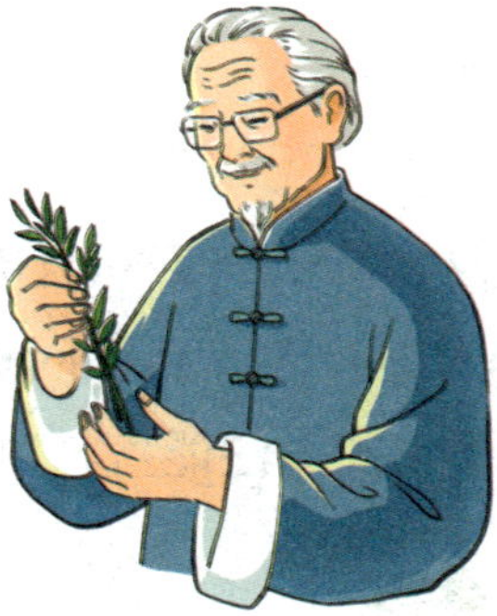

治卒耳聋诸病方

治突然耳鸣、耳聋。

治疗方

倘若突然感染风邪，感觉听力变得不清晰：应立刻取七升食盐，放入锅中蒸热，然后将耳朵枕在热盐之上，待盐冷却后再更换新的热盐。这种方法也可用于治疗耳部突发疼痛，通过蒸热的盐来熨敷即可。

姚氏治疗耳痛有汁液流出的方法：把杏仁炒至赤黑色，接着将其捣成膏状，用棉花包裹后塞进耳内，每天更换三次，三天便可痊愈。

耳聋可以使用菖蒲根丸：取一寸菖蒲根、巴豆一粒（去除皮和心），将这两味药一起捣碎并过筛，制成七丸，用棉花包裹好，睡觉时塞进耳内，到夜间更换一次，十天就能康复。若耳朵流黄汁，使用此方法能立刻治愈。

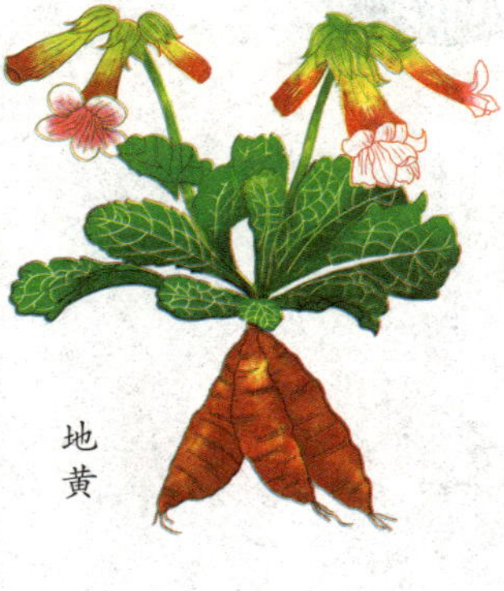
地黄

治耳中流脓血：把附子捣成粉末，用葱膜的黏液调和均匀后，灌入耳朵里，会有很好的疗效。即便单独使用葱膜黏液，也有一定效果。灌药时要侧着耳朵，让药顺利滴入。

治耳中常鸣：将生地黄切碎后塞进耳内，每天更换十几次。

耳内急痛： 取盐蒸热后进行熨敷。

耳痛不可忍： 取一分菖蒲、一分附子，将它们捣成细末，与乌麻油一起煎炼，然后滴入耳朵里，滴药后疼痛马上就能止住。

附方

《经验方》治疗耳底痛方： 取桑螵蛸一个，用慢火烤至八成熟，保留药性，研磨成极其细腻的粉末，加入一字量的麝香，混合成药末。每次取用半字量的药末，撒入耳内，效果神奇。倘若耳内有脓，先用棉球将脓蘸净，再把药末撒入耳内。

《杨氏产乳方》治疗不分昼夜的耳鸣： 把乌头烧成灰，与等量的菖蒲一起研磨成粉末，搅拌均匀，用棉花包裹塞入耳内，一天更换一次，有一定疗效。

治耳为百虫杂物所入方

治百虫入耳。

治疗方

葛氏治疗百虫入耳： 取上好的酒灌进耳朵里，然后站立并走动，耳内的虫子自然就会出来。

又方： 屏住呼吸，让旁人拿芦苇茎对着耳朵吹气。

又方： 把桃树叶塞进两只耳朵里，虫子马上就能出来。

治蜈蚣入耳：用树叶包裹盐灰，并将盐灰加热，敷在耳道口，等盐灰凉了就更换，蜈蚣很快就能出来。

治蚰蜒入耳：把胡麻炒熟，使其散发香气，装进葛囊里，当作枕头使用。虫子闻到胡麻的香气就会自行爬出。

附方

《千金方》治百虫入耳不出：将韭菜捣成汁后滴入耳内即可。

《续十全方》治虫入耳：取一钱秦椒末，加入半盏醋，长时间浸泡后，取少量药液灌入耳内，虫子便会自行爬出。

《钱相公箧中方》治百节虫、蚰蜒及蚂蚁入耳：把苦醋滴入耳内后站立行走，虫子自会出来。

《经验方》治水入耳：将薄荷汁滴入耳内，效果立竿见影。

治面皰发秃身臭心昏鄙丑方

治疗方

《隐居效方》治疗疱疮方：取黄连、牡蛎各二两，将这两味药捣细后过筛，用水调和成泥状，涂抹封贴在疮上，再用浓汁调和药粉涂抹，其效验宛如神助。

治面部有黑色暗沉或是色如麻雀卵一般的方子：用苦酒煎煮，时常擦拭面部，久而久之，黑斑便会渐渐消去。

治疗面部突生黑色暗沉的方子：取生杏仁，去皮，捣成细末，用鸡蛋清调和均匀，使其稀稠程度如同煎饼用的面糊。到夜晚时，洗净脸并擦干，将其涂抹于面部，次日清晨再用清水洗净，症状立刻就能痊愈。

治疗面部布满小疙瘩或凹斑，能让面部恢复光润、皮肤无褶皱的方子：取土瓜根，捣细后过筛，用浆水调和均匀。入夜后，先用浆水洗脸，再涂抹此药，早晨洗净即可。

治面生恶疮方：取黄连、黄檗、胡粉各五两，将其捣碎后过筛，然后涂抹于面部生疮之处。

《隐居效方》治疗狐臭：取鸡舌香、藿香、青木香、胡粉各二两，将其捣细成散状，涂抹撒于腋下，并用棉布包裹，多次使用即可治愈。

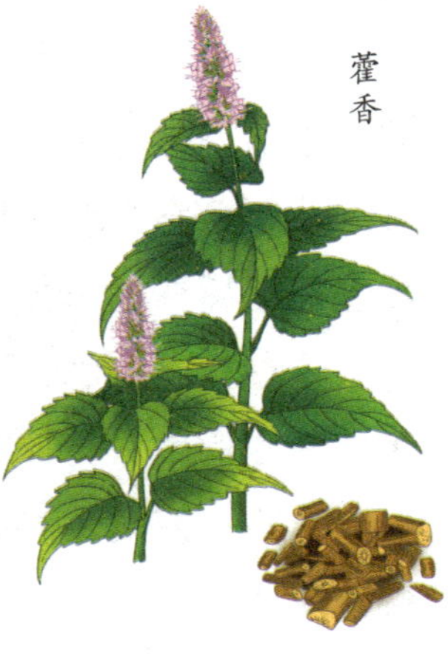
藿香

《传用方》中治头发晦暗无光，腊膏美发方：取青木香、白芷、零陵香、甘松香、泽兰各一分，用棉布包裹，在酒中浸泡一夜，再放入油中煎煮一夜，加入适量石蜡，使其软硬适宜，接着用旺火煎煮，再加入少量胡粉、胭脂，随后以微火煎煮至极为黏稠，去除药渣，制成木棒状，用于梳理头发，效果神奇。

荜豆香藻法：取荜豆一升，白附子、川芎、白芍药、水瓜蒌、当陆、桃仁、冬瓜仁各二两，将其捣细过筛，混合均匀。先用清水将脸、手洗净，然后敷上此药粉。

六味熏衣香方：取沉香一片、麝香一两、苏合香（用蜂蜜涂其表面，在微火上炙至变色）、白胶香一两（捣碎），把沉香破碎成大豆粒大小，丁香一两，也单独捣碎，分成两三段。将各种香料捣好后，用蜂蜜调和均匀制成香烛，点燃使用。若用于熏衣服，可取半两左右，放置于衣服内。若另加藿香一两，效果更佳。

附方

《肘后方》姚氏治疗面部发黑晦暗： 将茯苓研磨成末，用白蜜调和均匀，涂抹于面部，满七天后便可痊愈。

《千金方》治疗面部枯槁发黑、血色不佳且多皱纹之法： 取蔓荆子捣烂并研细，加入常用的护面膏中一同使用，效果甚佳。

《谭氏小儿方》治疗痘疮斑痕黑痣： 将蜜陀僧研磨成细末，用水调匀，涂抹于患处，次日清晨洗净，便能恢复如常。

《千金方》治疗头发脱落且不再生长之法： 取一升麻子，炒至黑色后榨油，敷于头部，可促使头发生长，效果神奇。

《孙真人食忌》生发方： 取侧柏叶，阴干后研磨成细末，用油调和均匀，涂抹于患处。

又方： 使鬓发乌黑，取黑大豆，用醋煮后捞出豆子，再将汁液煎煮至浓稠状，敷于鬓发处。

卷七

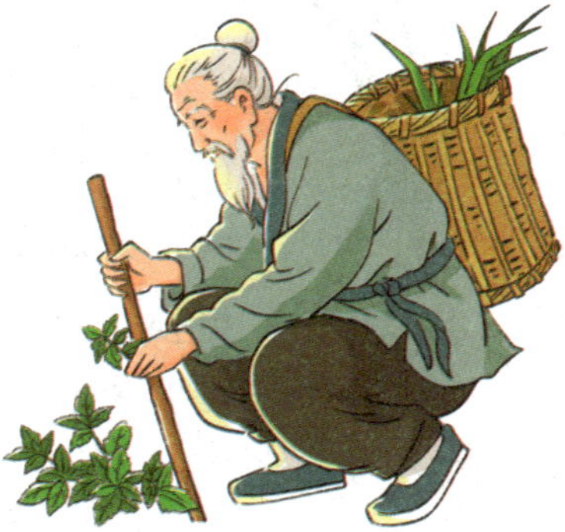

本卷主要记载了熊虎抓伤、犬咬、蛇咬、虫螫伤等意外损伤和中毒病症的救治方法，由于前三种需紧急送医，不宜自行处理，故不予收录。

治卒蜈蚣蜘蛛所螫方

治被蜈蚣、蜘蛛所伤。

治疗方

葛氏方：将食盐涂抹在疮口处。

又方：把大蒜或小蒜嚼碎，或者取桑树皮的白汁，涂抹在受伤的地方。

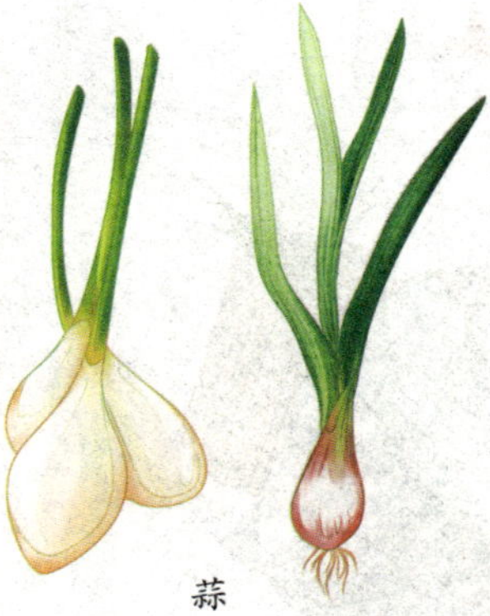

蒜

蜈蚣很容易螫人，但它的毒性比蜂螫要轻一些。被螫咬的时候会有些疼痛，过不了多久疼痛就会消失。

治蜘蛛毒：取生铁衣，用醋研磨成浓稠的汁液，涂抹在伤处。也可以用乌麻油调和胡粉，敷在疮口，等药干了就更换，直至痊愈。用羊桃叶敷在疮口，马上就能好。

附方

《梅师方》治蜈蚣咬人，疼痛不止：可用独头蒜在伤处摩敷，能迅速止痛。

《刘禹锡传信方》治疗虫豸咬伤：先取一碗大蓝汁，再取雄黄、麝香，二者用量不限，将其研磨成细粉，投入蓝汁之中。用此药汁点涂咬伤之处，若不幸被毒虫咬伤，还可慢慢饮服此药汁，效果神奇。

《广利方》治被蚕咬伤：可取麝香细细研磨成末，用蜂蜜调和均匀后，涂抹于伤口，便可治愈。

《圣惠方》治恶虫咬人的方法：一是用紫草油涂抹咬伤处；二是取酥油与食盐调匀，敷在患处。

治卒蝎所螫方

治蝎螫伤人。

治疗方

可将受伤部位浸泡在温水中。

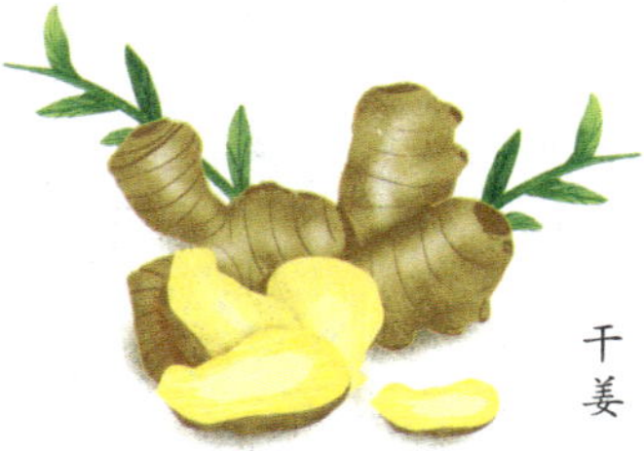

干姜

又方：把马齿苋和大蒜捣烂，另外嚼碎干姜，然后将其涂抹在伤处，疗效甚佳。《姚氏方》记载，把被蜇之处泡在冷水中，疼痛即可缓解；若水温稍有变热，疼痛就会出现，此时可随时换水。也可以用冷水浸湿纱布，敷在伤处，且需多次更换。

《新效方》：取蜀葵花、石榴花、艾心等量，并于五月五日午时采集后阴干，一起研磨成细末，用水调和均匀，涂抹在被蜇处，能立刻止痛。若这两种花未能止住疼痛，还可取鬼针草，揉烂取汁，敷在被蜇处，很快就能痊愈。也可取黄丹，用醋调匀后涂抹在伤处。还可将生乌头研成粉末，用唾液调和后敷在伤处。嚼干姜涂抹伤处也可行。还能用射罔封固伤处，并以温酒浸泡，如此便可治愈。

附方

《孙真人食忌》主治蝎螫：取一两矾石、半升醋，一同煎煮，再把矾石研磨成末投入醋中，浸泡螫伤处。

《胜金方》取少量乌头末，用头醋调匀后，敷于伤处。

《钱相公箧中方》记载：取半夏，用水研磨后取汁，涂抹于伤处，可立即止痛。

《食医心镜》用醋研磨附子，然后敷在伤处。

《广利方》中治疗蝎螫人，疼痛不止的药方：取楮树白汁，涂抹于伤处，伤者便能立刻痊愈。

卷八

本卷为全书的补遗卷，提供了治疗多种疾病的现成方剂，又介绍了一些牲畜疾病的防治药方乃至饲养防病的方式，不仅方便人们在日常生活中应对疾病，也体现了对畜牧业的重视。

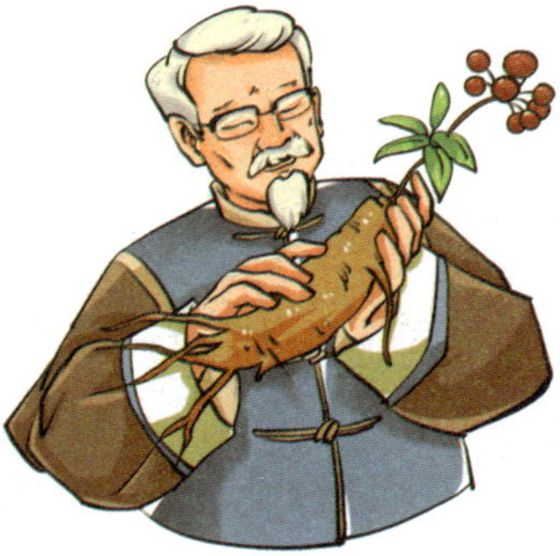

治百病备急丸散膏诸要方

治急病。

治疗方

陈元膏可治各类常见病症。其配方如下：当归、天雄、乌头各三两，细辛、川芎、朱砂各二两，干姜、附子、雄黄各二两半，桂心、白芷各一两，松脂八两，鲜地黄二斤（需捣烂后绞取汁液）。总计十三味药材，其中雄黄、朱砂需另外捣成细末，其余药则进行捣碎处理。先取酽苦酒三升，与鲜地黄汁充分掺和均匀，将其余药浸泡其中一夜，取八升猪脂，小火煎十五沸，以白芷黄为标准，绞去渣滓，随后倒入雄黄、朱砂末，搅拌至浓稠状，接着贮存于密封的容器里。若是腹内出现各种病症，可取此药涂抹在病痛之处，对着火进行摩敷，每日二到三次，十至二十日内，便可病除康复。倘若四肢体肥肉厚，或是染上风岚瘴气，也可取如杏子大小的药丸二枚，用温酒送服。

服用盐方，可治疗突然患上的热病、头痛目眩之症，还能医治突发的心腹疼痛、即将发作的霍乱、痰饮宿食、气满喘息、久下赤白、积聚吐逆、乏力气短、面目颜色痿黄、瘴疟等各种邪风病症，服用方法如下：选取优质食盐，先取如大豆般大小的量，含在口中不要咽下。片刻之后，口腔中会充满口水，待口水快要漫至牙齿时，再用方寸匕舀取食盐放入口中，与口水一同咽下，或者让盐和口水缓缓咽服也可以。对于咽喉患病已久的人，可坚持服用两三个月。每天清晨，可先服药或先催吐。

对于刚刚突发疾病的患者，可服用三方寸匕食盐，以此引发呕吐或下痢，若未出现吐痢症状，可适当增加服用量。新患疟疾的病人，服用后即可痊愈。心腹疼痛且胀满的患者，服药后使其吐下排出病邪，便可好转。患病时间较长的人，每次服药以感觉心中发热为宜。每隔三五日服用一次，也会有效果。若加大服用量，可能会出现吐痢现象，但这种吐痢对人体并无损害。长期服用此盐方，可大大补益豚肾气。然而，人们大多不愿意服用，或者难以坚持长期服用。

葛氏常备药：大黄、桂心、甘草、干姜、黄连、椒、术、吴茱萸、熟艾、雄黄、犀角、麝香、菖蒲、人参、芍药、附子、巴豆、半夏、麻黄、柴胡、杏仁、葛根、黄芩、乌头、秦椒等，上述这些药都应各备少量。

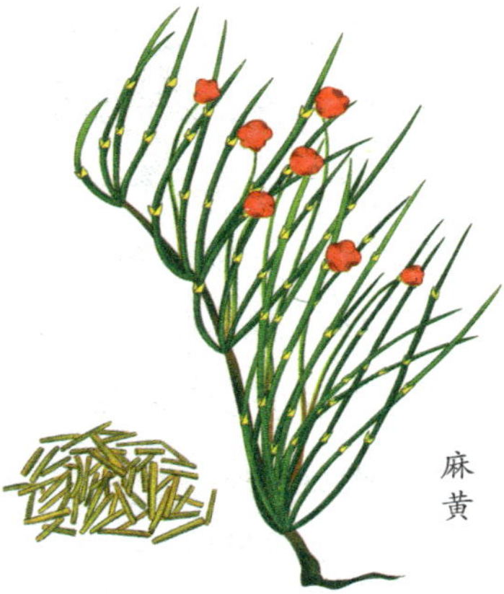
麻黄

老君神明白散：选取术、附子（炮）各二两，乌头（炮），桔梗二两，细辛一两，将这些药材捣成细末后过筛。每日清晨服用五方寸匕。倘若附近有一家备有此药，方圆一里之内的人都能免受疾病侵扰。外出时随身携带此药，即便遭遇疾病邪气，也不会引发严重病症。若他人患病，可用温酒冲服一方寸匕药散。要是患者已患病四五日，可取三匕药散，加入三升水，煎煮至沸腾三次后，服用一升药液，待出汗后即可康复。

切断温病传播，防止其传染的药方：将炒豆豉用新酿的米酒浸泡，可时常服用。

姚大夫预防温病的敷身药方：川芎、白芷、藁本这三味药等量，研磨成细末后过筛，掺入香粉之中，用来涂抹全身皮肤，对于预防温病效果极佳。

附方

张仲景的三物备急方，经司空裴秀改良成散剂，专门用于治疗心腹各类疾病，哪怕突然患上多种病症也适用：选用大黄、干姜、巴豆各一两，务必选取品质上乘、新采收的药材，将其捣细后过筛，再与蜂蜜充分掺和均匀，接着反复捣杵一千下，制成如小豆般大小的药丸。每次服用三丸，对于老人和小孩，需根据实际情况酌情减少药量。倘若制成散剂，其药力会比丸剂稍弱。

对于中恶、客忤，或是心腹胀满、疼痛剧烈如锥刀刺，又或是气急口噤，甚至停尸卒死等危急症状，都可以用热水或苦酒冲服此药。要是患者无法自行服下，可将其头项抬起，直接把药灌入咽喉，片刻之间即可痊愈。若服药后没有明显感觉，可再服三丸，此时腹内会发出鸣叫并产生蠕动，随后会出现呕吐或泄泻的症状，病就好了。即便患者口已紧闭，也要撬开牙齿进行灌服，只要药能进入咽喉，病就能治好。

治牛马六畜水谷疫疠诸病方

治疗马匹发热、咽喉红肿、额出黑汗、鼻腔内有脓、咳嗽带脓、水草不进。

治疗方

黄瓜蒌根、贝母、桔梗、小青、栀子仁、吴蓝、款冬花、大黄、白鲜皮、黄芩、郁金各二大两，黄檗、马牙硝各四大两，将这些药材捣成细末后过筛。此剂量适合病情不太严重时服用；倘若病情较为严重，取本药末三大两，地黄半斤，豆豉二合，蔓菁油四合，在晚饭前喂药，到晚上再投喂草料，会有显著的疗效。

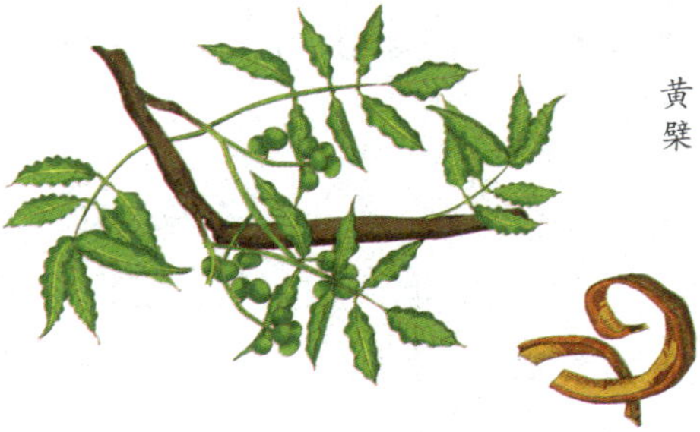
黄檗

马长途跋涉到达歇息之地后，切不可马上喂料。需稍等片刻，先给它些干草，随后用刷子仔细刷遍它的全身，再让它饮水。等它喝足水后，方可投喂草料。若在它困倦时就喂食草料，必定会引发疾病或造成水谷不化的情况。

六畜身上长疮并结了黑痂：只需用浓稠的面浆糊将其封固，黑痂便会自行脱落。

若马匹因起卧而引发胞转或肠扭结之症，本方均可治疗：取细辛、防风、芍药各一两，加食盐一升，水五升，煎煮至二升半，分为二次灌服。在灌服此药之前，先取芒硝、郁金、寒水石、大青各一两，以水五升煎煮至二升半，再加入酒和油各半升，搅拌均匀后，分两次灌入马口中。

给马饮水，寅、午两个时辰最为适宜，夜间尽量少饮水。

喂食盐法： 所喂的食盐一定要干燥，务必选择在晴天进行。每隔七天，大马一次喂一升，小马喂半升。可以用长柄勺子深入马的咽喉，让马服下食盐。给马喂食盐能让马匹变得肥壮，效果比喂水草还要好。

治疗马后冷： 取豆豉、葱、生姜各一两，加五升水，煎煮至剩下半升，用酒调和均匀后灌给马喝，马就会痊愈。

治咽喉虫肿严重者： 取一合葶苈子，炒至紫色后捣烂成泥状。再取一大把桑根白皮，大枣二十枚，劈开，加二升水，煎煮至一升，滤去药渣，兑入葶苈子泥，搅拌均匀。等药温适宜时，灌进马的口中，隔一天再灌一次，病情严重的马，灌药不超过两次就能治愈。

治马背疮： 可将黄丹敷于患处，让马避开风，很快就能治好。

疥虫疮： 把樗树根捣成细末，用麻油调和均匀后涂抹在患处。涂抹之前，先用皂荚水或米泔水把患部清洗干净，洗完后再涂药。涂药时可以在中间留一小块不涂，以便让疥虫爬出。药不要涂得太多，以免疮口扩大。